TRAITEMENT HOMŒOPATHIQUE

PRÉSERVATIF ET CURATIF

DU

CHOLÉRA ÉPIDÉMIQUE

Mis à la portée des gens du monde ;

PAR

Les Docteurs **SOLLIER** père, **RAMPAL**, **GILLET**

et **SOLLIER** fils,

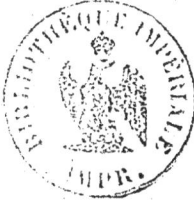

MARSEILLE,

IMPRIMERIE CIVILE ET MILITAIRE DE Jh CLAPPIER,

Rue St-Ferréol, 27.

1851.

TRAITEMENT HOMŒOPATHIQUE

PRÉSERVATIF ET CURATIF

DU CHOLÉRA ÉPIDÉMIQUE

Mis à la portée des gens du monde.

C'est une vérité désormais démontrée et digne de remarque que, partout où le choléra épidémique a porté ses ravages, l'homœopathie a gagné dans l'opinion publique tout le terrain, et ce n'est pas peu dire, que l'allopathie a perdu. Autant la médecine, qui se proclame *rationnelle* par excellence, s'est montrée d'une désespérante nullité vis-à-vis du choléra, auquel elle n'a opposé jusqu'ici aucune médication quelque peu positive, autant, par contraire, l'homœopathie, cette prétendue médecine des *riens*, ainsi qu'on se fait un malin plaisir de la qualifier, a su en triompher souvent à l'aide des moyens spécifiques dont elle dispose. C'est même à ce point que nous pouvons affirmer, autorisés en cela tant par les faits recueillis dans tous les pays où a sévi le choléra, que par ceux que nous a fournis notre propre pratique, que chez les cholériques de toutes les conditions, vierges de tout traitement, les médicaments homœopathiques sont administrés avec un succès *presque certain* dans la période des prodromes qui a reçu le nom de *cholérine*, avec de nombreuses chances de *probabilité* dans le *choléra confirmé*, et que même dans la *forme asphixique*, généralement considérée comme mortelle, on peut encore *espérer* de sauver quelques malades. Les documens authentiques, les statistiques officielles sont là pour attester l'énorme différence qui existe dans les résultats obtenus par chacune des deux écoles; cette différence est tout en faveur de l'homœopathie, et nos adversaires ne sauraient infirmer nos succès en recourant, suivant leur habitude, à l'influence du régime, de la nature, de l'imagination, etc; car, ici, le mal s'étendait sur une assez vaste échelle pour fournir de nombreux points de comparaison, et démontrer aux moins clairvoyans l'incontestable supériorité de la thérapeutique homœopathique. Que le public se rassure donc, et se pénètre bien surtout de cette vérité, qu'une panique exagérée constitue déjà une fâcheuse prédisposition aux atteintes de l'épidémie, favorise son développement, et en augmente toujours considérablement les dangers.

TRAITEMENT PRÉSERVATIF.

La grande loi *similia similibus* ne préside pas seulement à la guérison des maladies, elle régit encore la prophilaxie et seconde admirablement le médecin, toujours plus jaloux de *prévenir* le mal que d'avoir à le *combattre*.

De même que la *vaccine* met obstacle au développement de la *variole*, la *belladonne* à celui de la *scarlatine*, parce que *vaccine* et *belladonne* ont puissance de provoquer, chez l'homme bien portant, un ensemble de symptômes semblables à ceux de la *variole* et de la *scarlatine*, de même le *veratrum* et le *cuprum*, pris alternativement tous les 4 à 7 jours, le matin à jeun, à la dose d'un à trois globules, suivant l'âge des sujets, leur degré d'impressionnabilité et le plus ou moins de réceptivité qu'ils montrent à ressentir l'influence cholérique, sont d'excellens préservatifs, attendu qu'on retrouve dans leur pathogénésie le tableau de la plupart des symptômes caractéristiques de l'épidémie.

Cette propriété prophilactique que, par une déduction logique du principe homœopathique, nous attribuons au *veratrum* et au *cuprum* contre l'invasion du choléra, n'en est pas restée à l'état de simple spéculation ; bien souvent déjà elle a reçu la sanction de l'expérience. Dans toutes les contrées visitées par le fléau asiatique, de milliers de personnes ont été soumises à cette médication préventive et toutes, sans exception, ont été préservées de la maladie ou bien n'en ont ressenti que de faibles atteintes. Il sera donc sage d'y recourir pendant toute la durée de l'épidémie.

Est-il besoin d'ajouter que l'emploi des préservatifs sera d'autant plus efficace que l'on s'écartera moins des règles d'une bonne hygiène ? Chacun peut apprécier par avance les avantages incontestables, en temps d'épidémie principalement, d'une vie régulière, de la sobriété dans les alimens et les boissons de bonne qualité, des soins de propreté, de l'usage de vêtemens appropriés à la saison, d'un logement sain dont l'air est facilement et fréquemment renouvellé, en évitant soigneusement les courans d'air, ainsi que le passage brusque du chaud au froid, surtout au froid humide, les veillées prolongées, les fortes contentions d'esprit et les émotions morales vives pendant le travail de la digestion, etc., etc.

TRAITEMENT CURATIF.

Pour rapide que soient l'invasion et la marche du choléra épidémique, un esprit attentif peut toujours reconnaître dans son cours trois périodes assez distinctes : 1° Celle des prodromes ou *cholérine* ; 2° celle de confirmation ou *choléra* proprement dit ; 3° celle de *réaction*.

PREMIÈRE PÉRIODE : *Cholérine*. C'est vainement et bien à tort que l'on a voulu faire de la cholérine une maladie à part, distincte du choléra, dont elle n'est en réalité que le diminutif, l'embryon, pour ainsi parler, car, dans la plupart des cas, abandonnée à elle-même ou traitée d'une manière inopportune, la cholérine ne tarde pas à s'aggraver et à se convertir en choléra proprement dit.

Le malade étant préalablement couché et tenu chaudement enveloppé dans une couverture de laine, si le mal affecte les centres nerveux plus que les organes digestifs, avec trouble général de l'organisme, lassitude extrême, malaises indéfinissables, vertiges, embarras de la tête, tintements dans les oreilles, face pâle, défaite, diminution des urines, sueurs froides spontannées, froid des extrémités, tiraillements douloureux dans les membres (crampes *toni-*

ques), petitesse du pouls, oppression anxieuse à l'épigastre, embarras intestinal, sans vomissement ni diarrhée, on
administre *l'Esprit de Camphre*, une ou deux gouttes
étendues dans une cuillerée d'eau fraîche, que l'on répète
de cinq en cinq minutes, en ayant le soin d'en éloigner
de plus en plus les doses, au fur et à mesure que l'on voit
s'opérer la réaction et s'établir une douce transpiration,
annonce certaine d'un prompt rétablissement ; mais si aucune amélioration ne se déclare une demi-heure ou tout
au plus une heure après l'administration de ce médicament, il faudra le laisser de coté pour se hâter de passer
à une médication mieux appropriée.

Lorsque, par contraire, la cholérine affecte principale-
lement les organes digestifs, et qu'aux symptômes ci-dessus
décrits viennent s'ajouter, d'emblée ou consécutivement,
des selles modérées, jaunâtres ou verdâtres et d'une odeur
acide avec nausées fréquentes et vomissements prolongés de
matières bilieuses, amères, sans beaucoup de soif, *ipeca* est
indiqué à la condition d'en rapprocher les doses.

Dans le cas de prédominance de la diarrhée, avec pince-
ments dans le ventre, à la région ombilicale principalement,
pression à l'épigastre, angoisses vives s'étendant jusqu'au
cœur, langue muqueuse, jaunâtre, et désir prononcé pour
les boissons froides, on aura recours avec avantage à *cham*.,
ou bien à *mere. sol.* lorsque les selles sont fréquentes, très
peu copieuses, sanguines ou sanguinolentes, avec violent
ténesme

Lorsque *ipeca.*, *cham.*, ou *merc. sol.*, ne remplissent pas
l'attente; si surtout les selles deviennent involontaires, ino-

dores, séreuses, semblables à de l'eau de riz mêlée de flocons albumineux, avec borborygmes bruyants, coliques, vives douleurs de torsion à la région ombilicale, diminution marquée des urines, langue recouverte d'un enduit visqueux, gluant, au point de coller, en quelque sorte, le doigt qui la touche, chûte des forces, yeux ternes, caves, traits altérés, le remède capital est *phos. ac.*

Ce médicament nous a si souvent réussi dans des circonstances semblables, que nous n'hésitons pas à le proclamer spécifique de cette forme de cholérine, qui est de beaucoup la plus fréquente comme aussi la plus grave; car, pour peu qu'elle se prolonge, on voit les vomissements, les tranchées, la diarrhée devenir incessants avec faciès décomposé, sifflement dans les oreilles, raucité de la voix et même aphonie complète, soif dévorante que rien ne peut satisfaire, urines à peu près nulles ou tout-à-fait supprimées, prostration extrême des forces, agitation excessive, *crampes cloniques* inquiétantes, refroidissement général, couleur bleue (*cyanose*) de la peau, pouls petit, filiforme. Cette aggravation constitue le passage de la première à la deuxième période, de la cholérine au choléra confirmé.

2me Période : *Choléra confirmé.* Les effets de *veratrum* sont admirables dans le choléra proprement dit; souvent à lui seul il a suffi, dans le court espace de quelques heures, pour ramener le moribond à la convalescence, sinon à la santé. D'autrefois il a fallu lui joindre *cupr.* à cause de la persistance des spasmes *cloniques*, et lorsque les vomissements s'accompagnaient de contraction spasmodiques des muscles de la poitrine, allant jusqu'à occasionner la suffocation. Nous ne saurions trop recommander, dans ce cas, l'alternance de ces deux médicaments.

Lorsque l'emploi de ces moyens n'amène pas une réaction convenable; que les symptômes, au contraire, tendent à s'aggraver de plus en plus; que le pouls faiblit et même s'efface, avec angoisse excessive, à la région précordiale principalement, peur de la mort, diminution rapide des forces jusqu'à la prostration extrême, jactation continuelle, soif ardente, sueurs visqueuses, froides, coïncidant avec une sensation de chaleur brûlante à l'intérieur : *metall. alb.* est un moyen précieux.

Dans quelques cas exceptionnels, on pourrait donner *secal. corn.* si, les vomissements ayant cessé en tout ou en partie, on voyait persister les crampes et autres symptômes spasmodiques, les selles continuant à rester décolorées, fréquentes, involontaires, accompagnées d'une sensation de brûlure dans l'estomac et les intestins et d'un découragement profond, surtout chez les individus débilités par l'âge ou par une maladie antérieure; ou bien *cicut. vir.*, s'il survenait de violentes crampes de poitrine, avec roulements des globes oculaires dans leurs orbites, alternant avec des vomissements réitérés, tandis que la diarrhée serait légère ou même nulle; ou bien encore *lauroc.*, lorsque le malade accuse des déchirements dans les membres avec étourdissements, dureté prononcée de l'ouïe, contraction spasmodique des muscles de la face, des yeux principalement, et constriction de la gorge en avalant.

Dans un degré plus avancé, alors que les vomissements et la diarrhée ayant cessé ou à peu près, il y a absence totale du pouls, engourdissement général et comme paralytique, sueur gluante avec froid glacial de tout le corps, même de la langue, ainsi que de l'air expiré, congestion à la tête et à la poitrine, occasionnant de l'assoupissement avec délire et une forte oppression : nul médicament n'est aussi bien approprié que *Carbo. veg.*, en ce que, s'il n'amène pas toujours par lui-même la guérison, il offre du moins cet avantage immense qu'il réveille la vitalité de l'organisme prête à s'éteindre, et le rend ainsi apte à ressentir l'action d'un médicament énergique, *hydrocyan. ac*; les succès que nous avons obtenus de ce médicament dans des cas désespérés, alors que le patient touchait à l'agonie, le faciès hippocratique, les yeux convulsés, immobiles, le pouls nul, toutes les évacuations supprimées, la peau couverte d'un enduit visqueux, glacial, conservant les plis que l'on y faisait, et présentant, ainsi que les ongles, une couleur livide ou même noirâtre, etc., nous portent à le recommander vivement comme une dernière ancre de salut.

3ᵐᵉ PÉRIODE : *Réaction*. Lorsque, au moyen du traitement que nous venons d'indiquer, on est parvenu à enrayer la marche du choléra, on doit se borner à entourer le malade de soins hygiéniques bien entendus, en s'abstenant de toute médication active qui pourrait contrarier le mouvement réactionnaire, pourvu toutefois que ce mouvement ne dépasse pas certaines limites, ce qui a lieu trop souvent, surtout dans les cas qui ont présenté beau-

coup de gravité, ou lorsque le malade a usé immodéré-
ment des boissons froides et de la glace. La réaction est
même parfois tellement brusque et poussée si loin, qu'il
convient de recourir à *acon*, pour réprimer l'orgasme qui
succède à la dépression des forces, en ayant le soin de ne
pas trop insister sur son emploi, si on ne veut pas s'ex-
poser à voir reparaître tout le cortège des symptômes
cholériques.

Si, malgré l'emploi d'*acon*., une forte congestion s'éta-
blit, vers la tête principalement, ainsi que cela a lieu d'or-
dinaire après l'emploi à fortes doses des opiacés, on donne
avec avantage *bellad*, quand il y a assoupissement profond, ou délire avec grande agitation, yeux convulsés
et à moitié ouverts, chaleur brûlante et rougeur de la
face, pouls plus ou moins fort, accéléré, etc.

La congestion cérébrale qui s'accompagne d'assoupissement comateux, plaintif, avec ronflement, intermit-
tence de la respiration, qui parfois est suspendue, suppres-
sion des selles et des urines, rougeur foncée de la face
qu'agitent sans cesse des mouvements convulsifs, pouls
plein, dur, accéléré, réclame *op*.

La prédominance de la stupeur, avec pouls irrégulier,
souvent intermittent, spasmes convulsifs, carphologie,
persistance de la diarrhée, alternative de froid et de chaleur, indique *hyosc*.

Enfin, contre l'appareil des symptômes caractéristiques
d'un état typhoïde, tels que regard stupide, parole brève,
lente, langue et lèvres rouges ou chargées d'un enduit

noirâtre, etc., nul médicament n'est mieux approprié que *bry*.

Pendant la convalescence, on trouve encore utile *sulph.* contre l'œdématie des extrémités ; *chin.* pour dissiper la faiblesse générale ; *nux vom.* celle des membres inférieurs.

Nous n'avons rien dit jusqu'ici du régime des choléri-ques ; on comprend sans peine que tant que dure la maladie, le malade ne doit prendre qu'avec beaucoup de discrétion un peu d'eau fraîche ou à la glace ; mais dès que la convalescence est franchement déclarée, on doit revenir peu-à-peu, avec réserve et prudence, à une alimentation de plus en plus nutritive, en consultant bien moins les désirs du malade que les forces digestives de son estomac.

Tel est le traitement homœopathique du choléra, dans son ensemble et dans ses détails ; sans doute les préceptes très généraux que nous venons d'esquisser à grands traits ne sont pas absolument invariables ; ils doivent, au contraire, subir de nombreuses modifications chez les divers individus, parce qu'il en est du choléra comme de toutes les maladies, même épidémiques, qui, tout en imprimant un cachet particulier, une sorte d'air de famille aux malades qui en sont atteints, ne se présentent jamais avec des caractères aussi tranchés que ceux que nous sommes forcés de leur assigner pour la commodité de nos descriptions. Ce ne sont, en un mot, que des jalons placés de distance en distance, pour indiquer au voyageur la route qu'il doit suivre pour ne pas s'égarer.

En rédigeant cette notice, trop brève pour être complète, nous avons cherché, avant tout, à être compris sans beaucoup d'efforts par les hommes d'intelligence, afin de leur faciliter, dans l'occasion, l'administration bien entendue des secours que fournit la médecine homœopathique, contre une maladie dont la marche est souvent si rapide que tout délai peut devenir fatal. Puissions-nous avoir réussi !

NOTA. Dans le but d'éviter des répétitions fastidieuses, nous avons omis à dessein de mentionner, à l'occasion de chaque médicament, la dose à laquelle on doit l'administrer. Disons une fois pour toutes, que le mode le plus usuel de dispensation pour chacun d'eux, consiste à poser de 1 à 3 globules à sec, sur la langue, puis à en délayer 8 à 10 dans un verre d'eau dont on donne une cuillerée à bouche toutes les dix minutes, toutes les demi-heures, toutes les heures, etc., suivant le degré de violence des symptômes, en ayant le soin de les éloigner de plus en plus au fur et à mesure de l'amélioration obtenue.

Note des Médicaments désignés et du chiffre
des dilutions usitées.

1º *Spir. Camph.* . . . . Esprit de Camphre.
2º *Ipeca* . . . . Ipécacuanha. . . . . . 3e dilution.
3º *Cham* . . . . Camomille. . . . . . . 12e id.
4º *Merc. Sol.* . . . . . . Mercure Soluble . . . 12e id.
5º *Phos. ac* . . . . Acide phosphorique. . 3e id.
6º *Veratr.* . . . . Hellébore blanc . . . . 12e id.
7º *Cupr.* . . . . Cuivre. . . . . 24e id.
8º *Metall. alb.* . . . . . Acide arsénieux. . . . 12e id.
9º *Secal. corn.* . . . . . Seigle ergoté . . . . . 6e id.
10º *Cicut. vir.* . . . . . . Ciguë vireuse . . . . . 6e id.
11º *Lauroc.* . . . . Laurier-cerise. . . . . 6e id.
12º *Carbo veg.* . . . . . Charbon végétal. . . . 24e id.
13º *Hydrocyan. ac.* . . . Acide hydrocyanique . 3e id.
14º *Acon.* . . . . Aconit . . . . 12e id.
15º *Bellad* . . . . Belladonne. . . . . . . 12e id.
16º *Op.* . . . . Opium. . . . . 6e id.
17º *Hyosc* . . . . Jusquiame . . . . 12e id.
18º *Bry* . . . . Bryone . . . . 12e id.
19º *Sulph* . . . . Soufre. . . . . 12e id.
20º *Chin* . . . . Quinquina. . . . . . . 6e id.
21º *Nux vom.* . . . . . . Noix vomique. . . . . 12e id.

AVIS.

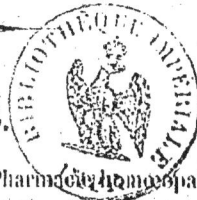

On trouve ces médicaments à la Pharmacie homœopathique
BORRELLY, Rue Saint-Ferréol, 51.

Pharmacie spéciale homœopathique
de BORRELLY, rue St-Ferréol, 54.